BEI GRIN MACHT SICH IHR WISSEN BEZAHLT

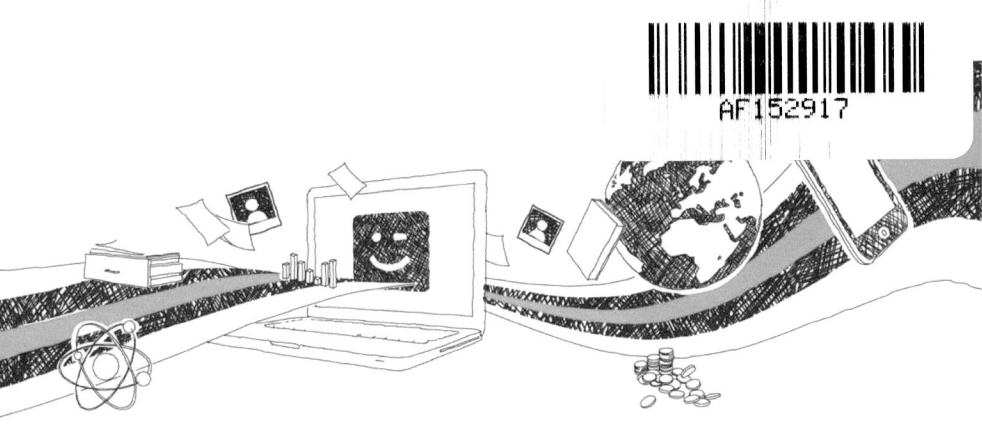

- Wir veröffentlichen Ihre Hausarbeit,
  Bachelor- und Masterarbeit

- Ihr eigenes eBook und Buch -
  weltweit in allen wichtigen Shops

- Verdienen Sie an jedem Verkauf

Jetzt bei www.GRIN.com hochladen
und kostenlos publizieren

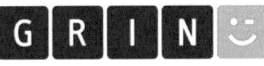

Bibliografische Information der Deutschen Nationalbibliothek:

Die Deutsche Bibliothek verzeichnet diese Publikation in der Deutschen National-
bibliografie; detaillierte bibliografische Daten sind im Internet über http://dnb.d-
nb.de/ abrufbar.

Impressum:

Copyright © 2009 GRIN Verlag, Open Publishing GmbH
Druck und Bindung: Books on Demand GmbH, Norderstedt Germany
ISBN: 9783640473779

Dieses Buch bei GRIN:

http://www.grin.com/de/e-book/140269/rauschtrinken-bei-jugendlichen

Cindy Otter

Rauschtrinken bei Jugendlichen

Gesundheitsfördernde Maßnahmen auf den Ebenen der Person, der Organisation und der Politik

GRIN Verlag

GRIN - Your knowledge has value

Der GRIN Verlag publiziert seit 1998 wissenschaftliche Arbeiten von Studenten, Hochschullehrern und anderen Akademikern als eBook und gedrucktes Buch. Die Verlagswebsite www.grin.com ist die ideale Plattform zur Veröffentlichung von Hausarbeiten, Abschlussarbeiten, wissenschaftlichen Aufsätzen, Dissertationen und Fachbüchern.

Besuchen Sie uns im Internet:

http://www.grin.com/

http://www.facebook.com/grincom

http://www.twitter.com/grin_com

Hochschule Magdeburg-Stendal (FH)

Fernstudiengang - Angewandte Gesundheitswissenschaften

Modularbeit zum Thema:

Rauschtrinken bei Jugendlichen

- Gesundheitsfördernde Ansätze auf den Ebenen der Person, der Organisation und der Politik

Autor:

Cindy Otter

Erstellt im:

September 2009

Gliederung

1. Einleitung

Das Rauschtrinken ist in der Bundesrepublik Deutschland weit verbreitet, derzeit sehr präsent und nimmt seit Jahren unter den Jugendlichen stetig zu. Die vorliegende Arbeit hat zum Ziel, gesundheitsfördernde Ansätze für Jugendliche im Hinblick auf ihre Person, die Organisation und die Politik zu entwickeln.

2. Definitionen

2.1. Gesundheitsförderung

„Gesundheitsförderung zielt auf einen Prozess, allen Menschen ein höheres Maß an Selbstbestimmung über ihre Gesundheit zu ermöglichen und sie damit zur Stärkung ihrer Gesundheit zu befähigen" (Bundeszentrale für gesundheitliche Aufklärung, 1996, S. 45-46).

2.2. Rauschtrinken

Die Weltgesundheitsorganisation definiert den englischen Begriff ,binge drinking' (binge [engl.]: Gelage) als „heftigen episodischen Alkoholkonsum mit dem Ziel, einen Alkoholrausch herbeizuführen". Im deutschsprachigen Raum wird die Trinkmotivation, „einen Rausch herbeizuführen" in der Wortwahl ,Rauschtrinken' noch deutlicher hervorgehoben (Gusy u. Quappen, 2007).

Die Drogenbeauftragte der Bundesregierung Sabine Bätzing spricht in der Publikation „Drogen- und Suchtbericht 2009" vom „Binge-Drinking", wenn mindestens fünf Gläser alkoholischer Getränke hintereinander getrunken werden (Bätzing, 2009).

3. Problemdarstellung

Nach der Drogenaffinitätsstudie der Bundeszentrale für gesundheitliche Aufklärung (BZgA) von 2008 haben bereits 75% der Zwölf- bis 17-Jährigen wenigstens einmal in ihrem Leben Alkohol konsumiert. In einer Befragung der BZgA geben 20,8% der Jugendlichen an, dem innerhalb der letzten 30 Tage mindestens einmal nachgekommen zu sein. 8,2% der Jugendlichen konsumieren Alkohol in riskanten und gefährlichen

Mengen. Gemäß der aktuellen Datenlage trinken im Durchschnitt 17,4% der Zwölf- bis 17-jährigen einmal wöchentlich alkoholische Getränke. Auch der tägliche Konsum bei Jugendlichen ist nicht unbedenklich. 8% überschreiten hierbei den Maximalwert an Alkohol, den ein Erwachsener körperlich bewältigen kann (bei Männern 24 Gramm bzw. bei Frauen 12 Gramm reiner Alkohol). Bereits 2,5% der männlichen und 1,5% der weiblichen Jugendlichen erreichen Werte, die bei Erwachsenen als gefährlicher oder Hochkonsum gelten (bei Männern 60 Gramm bzw. bei Frauen 40 Gramm reiner Alkohol) (Bätzing, S., 2009).

2007 mussten 23.165 Kinder und Jugendliche aufgrund übermäßigen Alkoholkonsums stationär behandelt werden. Damit ist seit dem Jahr 2000 ein Anstieg um 105% zu verzeichnen (Statistika, 2009).

Im Juni 2009 wurden von der Berliner Polizei 163 Kinder und Jugendliche alkoholisiert aufgegriffen. Im ersten Halbjahr waren es insgesamt 1.083 Personen dieser Altersgruppen (Pressemeldung Berliner Polizei, 2009).

Gründe für das Rauschtrinken sind unter anderem der Spaß daran, der Zeitvertreib, die gewollte Enthemmung sowie die Beeinflussung und Animation zum Mittrinken. Teilweise verfallen Jugendliche dem Rauschtrinken aufgrund des Leistungsdrucks, der durch die Schule, Familienangehörige oder Freunde ausgelöst wird. Aber auch Missbrauchs- und Gewalterfahrungen gehören dazu (Stumpp, G., Stauber, B., Reinl, H., 2009).

4. Ansätze zur Gesundheitsförderung

4.1. Allgemein

Um gesundheitsfördernd agieren zu können, ist eine konsequente und strukturierte Zusammenarbeit der Verantwortlichen der Regierung, des Sozial-, Gesundheits- und Wirtschaftswesens, der nichtstaatlichen Einrichtungen sowie in den selbstorganisierten Vereinen und regionalen Institutionen Voraussetzung.

4.2. Ebene der Person

In erster Linie fungieren die Eltern als Vorbilder. Sie sollten sich dessen bewusst sein und ihren Aufsichtspflichten nachkommen. Hierbei sind sie insbesondere vor dem erstmaligen Kontakt ihrer Kinder mit Alkohol für eine gewissenhafte Aufklärung verantwortlich. Durch gezielte Erziehungsmaßnahmen können sie ihre Kinder beizeiten zum selbständigen und verantwortungsvollen Handeln instruieren, die Entwicklung von schulischen und beruflichen Perspektiven beeinflussen sowie die Stärkung der allgemeinen Lebenskompetenzen fördern. Eigenständiges Austragen von Konflikten, faires Verhalten, Abschätzen von Risiken, Selbstvertrauen und -bewusstsein sind eine hilfreiche Voraussetzung gegen eine Abhängigkeit und das Rauschtrinken. Ferner muss auch das soziale Umfeld beachtet werden. Jugendliche sollten Wert auf einen Freundeskreis legen, in dem sie sich frei bewegen und entfalten können und mit dem sie gemeinsam sinnvolle Tätigkeiten im Rahmen der Freizeitgestaltung anstreben. Der regelmäßige Schulbesuch bzw. eine Ausbildung könnten sich ebenso positiv auswirken. Um einen voreiligen Griff zum Alkohol vorzubeugen bzw. einen sorgfältigen Umgang damit zu erlernen, kann mit bestimmten Maßnahmen gezielt interveniert werden. Mögliche Ansätze sind Schulungen im Anti-Aggressions-, Mental- und autogenen Training, in der Einübung von Coping- und Konfliktstrategien sowie Meditation. Die Jugendlichen entwickeln Verhaltensweisen, um ihre Frustrationsgrenze weiter zu stabilisieren. Bei der personenbezogenen Ebene ist jedoch relevant, dass sich der Jugendliche selbstständig motiviert, die Initiativen zu ergreifen, um zu intervenieren.

4.3. Ebene der Organisation

Schulen und Ausbildungsbetriebe sollten auf der organisatorischen Ebene federführend sein. Gesundheitsfördernde Programme müssen integraler Bestandteil der Stundenpläne sein. Der Unterricht kann in Bezug auf die Gesundheitsförderung durch die Schüler frei gestaltet werden. Beispielsweise kann im Rahmen der Aufklärung die Konfrontationen mit jugendlichen Opfern übermäßigen Alkoholkonsums stattfinden, die von ihren „Erlebnissen" berichten, die daraus resultierenden Folgen verdeutlichen und als „prägendes" Beispiel fungieren. In Schulen muss eine übersichtliche Infrastruktur herrschen, um den Schülern entsprechende Informationen auszuhändigen oder an adäquate Stellen der Gesundheitsförderung weiter zu leiten.

Eine beträchtliche Anzahl von Jugendlichen hat alkoholabhängige Eltern. Es gibt vereinzelt Selbsthilfegruppe in Deutschland, die sich neben ihren eigentlichen Aufgaben auch Kinder- und Jugendgruppen widmen. Dazu gehören unter anderem die

„Guttempler". Zusammen mit anderen Betroffenen lernen Kinder und Jugendliche einen besseren Umgang mit der Erkrankung ihrer Eltern, werden zugleich aufgeklärt und bekommen Strategien vermittelt, um den Risiken des Rauschtrinkens oder der eigenen Abhängigkeit rechtzeitig zu begegnen. Die „Guttempler" kooperieren mit anderen Vereinen, die insbesondere für Kinder und Jugendliche abhängiger Eltern konzipiert sind. Dieses zusätzliche Angebot in Selbsthilfegruppen muss stärker ausgebaut werden, um noch mehr Betroffene zu erreichen (Guttempler).

Eine weitere gesundheitsförderliche Maßnahme wäre nach Ansicht des Autors die Vermittlung der Gefahren übermäßigen Alkoholkonsums über die Medien. So könnten bei Kinovorstellungen vor Filmbeginn entsprechende Kurzbeiträge informieren. In Kinder- und Jugendvorstellungen muss im Publikum ein gänzlicher Verzicht auf Alkoholkonsum forciert werden.

Jugend- und Freizeitclubs sollten attraktiv gestaltet sein, verschiedene Sportangebote, Sprachkurse und Nachhilfeunterricht anbieten sowie mit Computern und Spielkonsolen ausgestattet sein, da sie inzwischen zum Alltag der Jugendlichen gehören. Es sollten verschiedene Gesprächsrunden mit verschiedenen Themen offeriert werden, die sich mit Alkoholkonsum, anderen Drogen und aktuellen Problematiken, die Jugendliche in diesem Alter vorwiegend beschäftigen, auseinandersetzen. Gestaltet werden können sie durch Initiatoren von Selbsthilfegruppen, Pädagogen, Sozialarbeitern oder auch von Gleichaltrigen, die mit den entsprechenden Themenfeldern bereits Erfahrungen gemacht haben. So könnte sicherlich ein überwiegender Teil der trinkenden Jugendlichen „von der Straße" geholt werden.

Ferner könnten Diskotheken nur für Jugendliche entstehen, in denen kein Alkohol ausgeschenkt wird, sondern in denen alkoholfreie Cocktails und Bowlen angeboten oder gemeinschaftlich kreativ entworfen und zubereitet werden. Ziel sollte es sein, den Jugendlichen aufzuzeigen, dass „richtiges" Feiern auch ohne Alkohol möglich ist. Zudem sollten diese Veranstaltungen in den frühen Abendstunden stattfinden, damit auch Jugendliche sicher nach Hause kommen und die Vorschriften des Jugendschutzgesetzes eingehalten werden.

Ein weiterer zu überdenkender Ansatz ist die Zusammenarbeit mit der Alkoholindustrie. Es könnten Kampagnen in der Form entstehen, dass auf alkoholischen Getränken - ähnlich wie bei Tabakwaren - „Slogans" mit abschreckenden Abbildungen Betroffener initiiert werden. Diese sollten mit präzisen Hinweisen auf Beratungsstellen, Hilfsorganisationen bzw. sinnvolleren Tätigkeiten versehen sein.

Über ein generelles Alkoholwerbeverbot in der Öffentlichkeit sollte nachgedacht werden.

Darüber hinaus könnte geprüft werden, ob der Verkauf alkoholischer Getränke im Handel in separaten Räumlichkeiten stattfinden sollte, für die ein Altersnachweis erforderlich ist.

4.4. Ebene der Politik

Das Jugendschutzgesetz (JuSchG) gewährt auf der politischen Ebene den Schutz der Jugendlichen in der Öffentlichkeit. In Bezug auf Alkohol ist dort im Einzelnen niedergeschrieben, dass Jugendliche unter 16 Jahre in der Öffentlichkeit weder Alkohol erwerben noch konsumieren dürfen. Ausnahmen bestehen nur in Begleitung von Sorgeberechtigten. Zwischen 16 und 18 Jahren dürfen Jugendliche in der Öffentlichkeit Bier, Sekt sowie Wein kaufen und konsumieren. Jugendliche dürfen jedoch keinen Brandwein erwerben oder trinken. Das gilt für Spirituosen und Mixgetränke, die Brandwein in sehr geringer Dosis enthalten (Bundesministerium für Familie, Senioren, Frauen und Jugend, 2008, S. 27-31).

Ein Ansatz, welcher auf der politischen Ebene überdacht werden muss, ist die Abgabe und den Konsum von Alkohol bis zur Volljährigkeit gänzlich zu untersagen, was mit einer gesetzlichen Anhebung derselben auf das 21. Lebensjahr einhergehen sollte.

Die Preise jeglicher alkoholischer Getränke müssten kostenintensiver sein und sonderbesteuert werden. Ein generelles Trinkverbot in der Öffentlichkeit sollte avisiert werden.

Die Bundeszentrale für gesundheitliche Aufklärung initiierte in Kooperation mit der Bundesregierung die Kampagne „NA TOLL/Bist du stärker als Alkohol?". Sie ist eine der wichtigsten staatlichen Initiativen, die es sich zum Ziel gesetzt haben, Kinder und Jugendliche zwischen dem zwölften und 16. Lebensjahr bereits vor der Entstehung bestimmter Alkoholkonsummuster zu motivieren, sich mit dem Thema Alkohol auseinanderzusetzen. Ein zweiter wichtiger Bestandteil dieser Aktion sind die „Peers". Es sind Jugendliche und junge Erwachsene, die speziell geschult sind und mit Gleichaltrigen in Bezug auf Alkohol ins Gespräch kommen wollen. Einsätze finden zwischen Mai und Oktober bundesweit statt (Bundeszentrale für gesundheitliche Aufklärung).

Ein weiteres Projekt ist „Hart am Limit" (HaLT). Jugendliche werden über die Folgen von Alkoholkonsum aufgeklärt, Verkaufsstellen von Alkohol auf die Einhaltung des Jugendschutzgesetzes instruiert und die in mit exzessivem Alkoholkonsum in Erscheinung getretene „Jugendliche" erhalten Hilfe und entsprechende Beratung. Das Projekt agiert inzwischen in neun Bundesländern an elf verschiedenen Standorten (Bundesministerium für Gesundheit, 2008).

Um gesundheitsfördernde Maßnahmen finanziell überhaupt zu ermöglichen, muss die politische Ebene die Gestaltung des Bundeshaushaltes hinreichend berücksichtigen.

5. Schlussfolgerung

Rauschtrinken stellt ein enormes Risiko in der betroffenen Zielgruppe dar. Der Handlungsbedarf ist hoch. Es gibt eine Vielzahl bereits entwickelter und effektiver gesundheitsfördernder Maßnahmen. Dennoch scheinen diese nicht ausreichend zu sein.

Die in der vorliegenden Arbeit konzipierten bzw. ausgebauten Ansätze zeigen auf, dass noch lange nicht alle Entwicklungsmöglichkeiten ausgeschöpft sind, gegen das zunehmende Rauschtrinken anzugehen. Neue Ideen müssen reflektiert werden und realisierbar sein. Für die Durchsetzung sind die einzelnen Ebenen zuständig. An dieser Stelle ist eine konsequente Vernetzung der Angebote unter diesen von größter Bedeutung, damit Betroffene oder Willige in der Lage sind, diese mühelos und effektiv zu nutzen.

Die hier dargestellten Ansätze müssen von den Betroffenen selbständig in Anspruch genommen werden. Sicherlich kann auf existierende Angebote hingewiesen werden, schlussendlich muss aber der Jugendliche für sich selbst bestimmen, ob er diese in Anspruch nehmen möchte. Jedoch kann in diesem Zusammenhang an die Vernunft der Jugendlichen appelliert werden. Trotz alle dem wird dies wahrscheinlich nicht zur kompletten Eindämmung von Rauschtrinken führen. Eine Begrenzung oder Stagnation könnte vielleicht möglich sein.

6. Literaturverzeichnis

Bundeszentrale für gesundheitliche Aufklärung: Leitbegriffe der Gesundheitsförderung. Glossar zu Kompetenzen. Strategien und Methoden der Gesundheitsförderung. Schwabenheim a. d. Selz. Verlag Peter Sabo, 1996, 1. Aufl., S. 45-46

Pressemeldung der Berliner Polizei: Monats- und Halbjahresbilanz über alkoholisierte Kinder- und Jugendliche, 21. Juli 2009

Bundesministerium für Familie, Senioren, Frauen und Jugend: Jugendschutzgesetz und Jugendmedienschutz-Staatsvertrag der Länder. Paderborn. Bonifatius GmbH, 09.2008, S. 27-31

Bundesministerium für Gesundheit: Expertise zur Primärprävention des Substanzmissbrauchs. Konzept der Lebenskompetenzentwicklung. Baden-Baden. Nomos-Verlagsgesellschaft mbH & Co KG, 1993, S. 32-34

7. Internetverzeichnis

Gusy B. u. Quappen S., 02.2007: Rauschtrinken Jugendlicher.
http://www.ewi-psy.fu-berlin.de/einrichtungen/arbeitsbereiche/ppg/service/newsletter/iPG-newsletter_archiv/iPG-NL-02-07/rauschtrinken_jugendlicher/index.html
(Zugriff am 06.09.2009 um 9:26)

Bätzing, S., 05.2009: Drogen- und Suchtbericht 2009.
http://www.bmg.bund.de/cln_091/nn_1168248/SharedDocs/Downloads/DE/Drogen-Sucht/Drogen_20und_20Sucht_20allgemein/Drogen-_20und_20Suchtbericht_202009,templateId=raw,property=publicationFile.pdf/Drogen-%20und%20Suchtbericht%202009.pdf
(Zugriff am 18.09.2009 um 17:28)

Statistika, 2009: Anzahl stationärer Behandlungen alkoholisierter Kinder und Jugendlicher seit 2000.
http://de.statista.com/statistik/daten/studie/29266/umfrage/kinder-und-jugendliche---stationaere-behandlungen-wegen-alkohol/
(Zugriff 25.08.2009 um 19:40)

Stumpp, G., Stauber, B., Reinl, H., 2009: JUR. Einflussfaktoren, Motivation und Anreize zum Rauschtrinken bei Jugendlichen.
http://www.kmdd.de/xist4c/web/-17-07-09--Studie-zu-Gruenden-fuer-das Rauschtrinken-von-Jugendlichen_id_26131_.htm;jsessionid=66E57B84939E5F46A45508D767607F51
(Zugriff am 20.09.2009 um 15:58)

Guttempler, Hilfe meine Eltern trinken.
http://www.guttempler.de/index.php?option=com_content&view=article&id=67&Itemid=89
(Zugriff am 10.09.2009 um 20:22)

Bundeszentrale für gesundheitliche Aufklärung: Bist du stärker als Alkohol.
http://www.bist-du-staerker-als-alkohol.de/
(Zugriff am 15. 09.2009 um 10:15)

Bundesministerium für Gesundheit, 21. Mai 2008: Bunddesmodellprojekt HaLt - Hart am LimiT.
http://www.bmg.bund.de/cln_117/nn_1195900/SharedDocs/Standardartikel/DE/AZ/A/Glossar-Alkohol/Bundesmodellprojekt-HaLT-Hart-am-LimiT.html
(Zugriff am 20.09.2009 um 17:24)

BEI GRIN MACHT SICH IHR WISSEN BEZAHLT

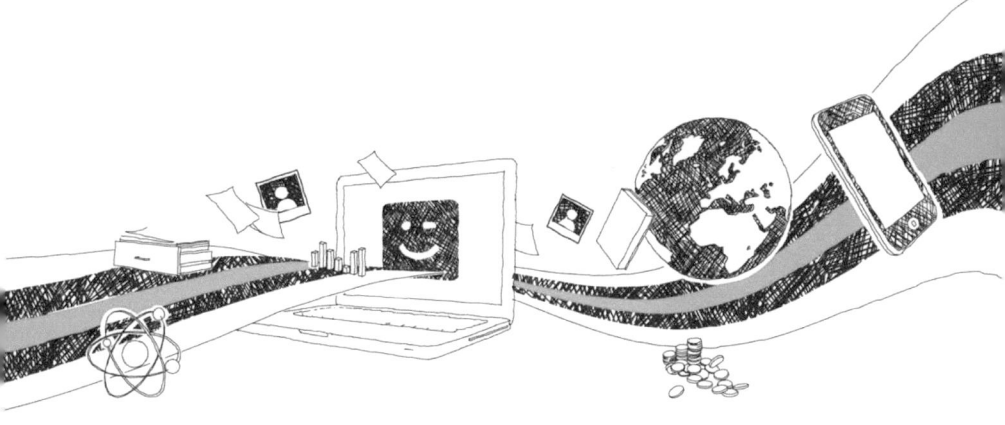

- Wir veröffentlichen Ihre Hausarbeit,
  Bachelor- und Masterarbeit

- Ihr eigenes eBook und Buch -
  weltweit in allen wichtigen Shops

- Verdienen Sie an jedem Verkauf

Jetzt bei www.GRIN.com hochladen
und kostenlos publizieren

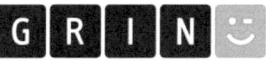